Chemin de fer d'Orléans.

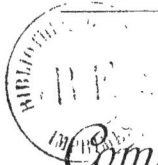

Compte-Rendu

du

Service Médical

pendant

l'Exercice 1859.

par

les Docteurs Bisson & Gallard.

Paris.

Janvier 1860.

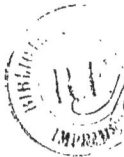

Monsieur le Directeur,

Dans presque tous les rapports hebdomadaires que nous avons eu l'honneur de vous adresser pendant l'Année 1859 nous avons eu occasion d'insister sur l'excellent état sanitaire du personnel de la Compagnie ; et cependant en faisant le relevé général nous trouvons un nombre de malades qui est de beaucoup supérieur à tous ceux que nous avons rencontrés jusqu'à ce jour, même pendant les années les plus désastreuses. Il importe donc que nous nous empressions de vous expliquer pourquoi le chiffre total des malades est si considérable quand, nous le répétons, l'état sanitaire a été aussi satisfaisant que possible.

Nous n'invoquerons pas, pour vous rendre compte de cette augmentation, l'extension du réseau puisque les nouvelles lignes exploitées, dont deux ont du reste été ouvertes à la fin de 1858, n'ont fourni qu'un total de 469 malades, Nous ne vous dirons pas non plus que les relevés des médecins de la ligne étant faits avec un plus grand soin il y a moins d'omissions et que partant, tous les cas de maladie étant exactement notés, nous devons avoir un total plus considérable que si ces relevés étaient faits avec moins d'exactitude et de régularité. Ces raisons, malgré leur importance, ne suffiraient pas pour justifier une augmentation de plus d'un tiers dans le chiffre de nos malades qui de 5.847 se trouve aujourd'hui élevé à 10.350. Cette augmentation est due uniquement à ce que notre tableau comprend aujourd'hui tout le personnel des agents de la Compagnie, même ceux des ateliers et de la Traction résidant à Paris et à Tours, qui ont fourni cette année un total de 3022 malades et qui ne figuraient pas sur nos tableaux des années précédentes, car, faisant partie d'une administration en quelque sorte indépendante de la Comp.ᵉ, ils étaient soignés par des médecins avec lesquels nous n'entretenions aucune relation officielle.

Comme les agents de ce même service du matériel et de la Traction résidant sur des points de la ligne autres que Paris ou Tours étaient confiés aux soins des médecins de la Compagnie, il en résultait que nous avions des relevés tronqués et, conséquemment, dépourvus de valeur pour cette catégorie importante des employés du Chemin de Fer. Grâce à la décision récente qui a réuni le Matériel et la Traction à votre Administration et qui a placé directement sous votre autorité tous les employés de ce service, nous avons pu demander à ses deux médecins spéciaux de Paris et de Tours, M.M. les Docteurs Clalone et Duclos, les renseignements qui, jusqu'à ce jour, nous avaient fait défaut, et qu'ils ont mis à notre disposition avec la meilleure grâce possible. Le concours éclairé et dévoué de ces deux confrères, que nous sommes heureux de voir enfin figurer officiellement parmi les médecins de la Compagnie, nous assure pour l'avenir des documents tout-à-fait complets, à la faveur desquels nous pourrons dresser une statistique convenable de toutes les maladies observées parmi les diverses catégories d'employés du Chemin de fer d'Orléans, et répondre ainsi, avec autant d'exactitude que possible, pour ce qui nous concerne, à l'un des désiderata exprimés par la commission d'Enquête instituée par M. le Ministre des Travaux publics en 1857.

Maladies observées pendant l'année.

Le nombre des maladies qui ont affecté la totalité du personnel de la Compagnie, y compris les agents de la Traction et les ouvriers des ateliers de Paris et de Tours, a été de 10,321, (10,350 avec les 29 individus étrangers au service et près desquels les médecins de la Compagnie ont été appelés) en comptant les récidives comme autant de maladies nouvelles; ces 10,321 cas de maladies ont entraîné 78,746 jours d'abstention de travail.

Il est à remarquer que si le personnel du matériel et de la Traction, dont nous pouvons pour la première fois seulement apprécier l'état sanitaire d'une façon rigoureusement exacte, n'a pas présenté de maladies exceptionnelles qui soient la conséquence directe des fonctions des agents de ce service, il a cependant fourni un nombre de malades proportionnellement beaucoup plus considérable que tous les autres, et la durée de chaque cas de maladie, calculée d'après le nombre de jours d'abstention de travail, y a été sensiblement plus longue, ainsi que le démontrent les tableaux I, IV et V Ce n'est du reste pas un résultat isolé et spécial à notre Compagnie, car la commission d'enquête avait déjà constaté la même chose d'après les chiffres empruntés au service de la Compagnie de Lyon. À quoi tient cette plus grande proportion de malades et cette durée plus prolongée des maladies parmi les agents du matériel et de la traction? C'est un point que nous ne chercherons pas à élucider cette année, mais sur lequel nous porterons toute notre attention pour l'avenir.

Par contre les agents de la voie sont ceux qui ont fourni proportionnellement le moins de malades (Tableau I).

La durée moyenne des maladies qui, même dans le service du matériel et de la traction, où elle est le plus longue, a été seulement de 10 jours et qui dans les autres services, n'a pas même atteint 7 jours est, il faut bien le reconnaître, aussi courte que possible. Tout ce que nous pouvons espérer de mieux, c'est de la voir se maintenir dans des limites aussi restreintes et aussi favorables comparativement à la durée moyenne de 18 jours, attribuée par le Moniteur aux maladies des ouvriers qui font partie des sociétés de secours mutuels.

Dysenterie. — Si les chiffres que nous avons recueillis (Tableaux III, IV et V) nous permettent d'établir que le nombre des malades, la durée de chaque maladie et la mortalité sont sensiblement les mêmes qu'en 1858, nous devons en conclure qu'il y a eu une amélioration véritable dans l'état sanitaire du personnel, pris en général, car l'année 1858 avait été exceptionnellement favorable sous ce rapport; et la santé publique des populations avait été aussi excellente que pouvait l'être celle des agents de la Compagnie. En 1859, au contraire, la Dysenterie a régné épidémiquement dans plusieurs des localités où nous avons de nombreux employés, notamment à Ivry et sur le littoral de la Loire; mais il est à remarquer que si nos employés n'ont pas été complètement à l'abri de l'influence épidémique, ils ont cependant été atteints dans une proportion beaucoup moins considérable que les populations environnantes, et la maladie a été chez eux infiniment moins meurtrière. Sur 2218 cas de maladies des voies digestives, dont le plus grand nombre peuvent être considérés comme provenant de la cause épidémique dont nous nous occupons, il y a eu en tout 664 cas de dysenterie véritable, dont 3 seulement ont entraîné la mort (Tableau II). C'est là un résultat extrêmement avantageux en ce que nous n'hésitons pas à attribuer aux excellentes conditions hygiéniques auxquelles les agents de la Compagnie sont soumis, en particulièrement à l'usage de la boisson tonique et rafraichissante qui leur est distribuée pendant les chaleurs.

Fièvre intermittente — Les fièvres intermittentes, bien plus encore que les maladies épidémiques du genre de celle dont nous venons de parler, montrent dans quelles conditions exceptionnellement favorables les sages mesures hygiéniques adoptées par la Compagnie placent ses employés; car la proportion de ces fièvres diminue chaque année. En 1857 leur nombre était de 1.110 sur un total de 5.977 malades; en 1858 il n'était plus que de 984 sur 6847 malades; en 1859 la proportion a encore baissée puisque leur nombre est de 1047 sur un total de 10.350 malades (tableau II). Mais ce dernier rapport n'exprime pas exactement la proportion des cas de fièvre intermittente, car le personnel du matériel et de la Traction résidant à Paris et à Tours, qui fournit 3022 malades, ne donne que 43 cas de fièvre intermittente; il en reste donc 1004 sur les 7299 cas de maladie affectant le reste du personnel, ce qui donne une proportion sensiblement égale à celle de 1859 ($1/7$ environ).

Quant aux mesures que nous aurions à vous soumettre pour diminuer encore le nombre de ces fièvres intermittentes, nous ne saurions rien ajouter à ce que nous avons eu l'honneur de vous proposer l'année dernière à ce sujet : Donner autant que possible écoulement aux eaux qui croupissent dans les chambres d'emprunt et élever les maisonnettes des garde-barrières sur un cellier, ou leur donner un étage comme cela existe sur la section de Nantes à St Nazaire, où ces maisonnettes nous paraissent réunir les meilleures conditions possibles de salubrité. D'après les observations qui nous ont été faites par M. l'Ingénieur en Chef des travaux neufs au sujet de ces maisonnettes, qu'il ne s'agit pas seulement d'établir sainement, mais qu'il faut encore construire le plus économiquement possible, nous avons pensé que les deux conditions principales économie et salubrité seraient parfaitement conciliables si, au lieu d'un modèle uniforme pour toutes les maisonnettes de la même ligne, vous adoptiez deux plans différents. L'un, le moins coûteux, celui d'après lequel toutes les pièces se trouvent au rez-de-Chaussée, serait exécuté dans les endroits secs, éloignés de tout marécage et de toute eau stagnante; l'autre comportant un étage supérieur, ou tout au moins un cellier sous le rez-de-Chaussée, serait réservé pour les lieux bas, humides, marécageux et dans lesquels on aurait à redouter l'invasion de la fièvre intermittente. De cette façon tous les intérêts de la Compagnie seraient sauvegardés en même temps, car il y a, non seulement intérêt humanitaire mais même économie véritable pour elle à diminuer le nombre des cas de maladie qui sévissent sur ses employés qu'elle soigne à ses frais quand ils sont malades et qu'elle continue à payer, tout en étant forcée de les remplacer temporairement. Quant aux chambres d'emprunt, M. M. les Ingénieurs de la Compagnie nous semblent assez disposés à les établir sur les nouvelles lignes, de telle sorte que les eaux pluviales ne puissent pas s'y accumuler et y croupir; à cet égard ils font ce qu'il y a de plus utile pour l'hygiène des employés et des populations avoisinantes.

Boisson Tonique. — Il est incontestable que l'usage, pendant les chaleurs, de la boisson tonique préparée d'après la formule de M. le Docteur Bisson a eu la plus heureuse influence sur l'état sanitaire du personnel; malheureusement cette boisson doit être préparée par grandes quantités à la fois et est susceptible de fermenter, aussi ne peut-elle être distribuée aux ouvriers travaillant sur la voie à une certaine distance des stations. Cette difficulté, qui a été signalée par M. Lemercier Ingénieur en Chef, a suggéré à M. Bisson l'idée de chercher la formule d'un liquide non fermentescible et assez concentré pour pouvoir être facilement transporté sous un petit volume, puis mélangé sur place, par les ouvriers eux-mêmes, à l'eau des sources voisines de leurs chantiers. Après plusieurs essais et des expériences qui ont été instituées avec le plus grand soin, en 1857 et 1858, par M. Devilliers, Ingénieur de l'arrondissement de l'Est, avec des liqueurs préparées d'après trois formules différentes, il a été démontré que la meilleure, la moins coûteuse de ces trois boissons, celle à laquelle les hommes se sont le plus facilement accoutumés est la suivante:

Rhum ou eau de vie 40 grammes,
Teinture de Gentiane, 4 ig,
Eau commune, un litre ou un peu plus.

Cette boisson, qui a été d'abord expérimentée sur trois sections seulement, est maintenant en usage parmi tous les agents de la voie qui s'en trouvent fort bien (Tableau I). Cependant, avant de nous prononcer définitivement sur son efficacité réelle, nous désirerions que l'expérience fut plus prolongée et plus complète; nous attirons d'une façon toute spéciale l'attention des médecins de la Compagnie sur ce point d'hygiène et de prophylaxie de la fièvre intermittente et nous les engageons à nous transmettre à la fin de cette année les résultats de leurs observations sur ce sujet important. La gentiane a été, pendant un certain temps, préconisée comme un succédané du quinquina et nous lisions, il y a peu de jours, dans l'Union médicale (21 Janvier 1860) un intéressant article de M. le Docteur Chabasse, Chirurgien principal de la marine, qui préconise ce quinquina du pauvre comme un excellent préservatif de la fièvre intermittente et conseille de l'employer sous la même forme et aux mêmes doses que M. le Docteur Bisson l'a fait administrer, depuis trois ans, à un grand nombre d'employés de la Compagnie.

Tarif des Médicaments.

— Ce tarif, qui vient d'être révisé à la fin de l'année, est maintenant établi d'après une base qui, tout en accordant aux pharmaciens une juste rémunération, permet à la Compagnie de se procurer les médicaments à un prix fort avantageux et tout-à-fait en rapport avec l'œuvre philanthropique qu'elle accomplit en délivrant gratuitement ces mêmes médicaments aux employés nécessiteux et à leurs familles. Il ne nous semble pas que ce tarif puisse être désormais abaissé davantage et notre intention est de vous proposer de le maintenir définitivement tel qu'il vient d'être fixé, car il nous paraît établi maintenant d'après les conditions les plus propres à sauvegarder, en même temps, les intérêts des pharmaciens et ceux de la Compagnie, tout en assurant la parfaite régularité du service.

Eaux minérales

— La sollicitude toute paternelle du Conseil pour les employés malades ne s'est pas bornée à leur assurer gratuitement les soins médicaux et les médicaments dont ils peuvent avoir besoin. Il a été en outre décidé que des secours leur seraient alloués, à l'occasion, pour leur permettre de profiter des bienfaits des eaux minérales. Malheureusement certains individus, peu scrupuleux, n'ont pas craint d'abuser de ce qui leur était si généreusement accordé et, sur les 17 agents qui ont reçu des secours (variant de 150 à 400 f suivant leur emploi) pour aller aux eaux, nous avons acquis la certitude que deux au moins se sont dispensés de paraître à la source vers laquelle ils étaient dirigés. Afin d'éviter qu'un pareil abus ne se renouvelle nous avons l'honneur de vous proposer de décider qu'à l'avenir : 1° Les secours pour aller aux eaux ne seront délivrés que sur l'avis conforme du médecin principal ; 2° Les employés envoyés aux eaux devront, à leur départ, demander une lettre du médecin principal pour le médecin inspecteur de l'établissement thermal sur lequel ils seront dirigés ; et, à leur retour, rapporter une lettre de ce médecin inspecteur constatant qu'ils sont effectivement allés là où on les aura adressés.

Ces mesures seront peut-être suffisantes mais nous serions bien plus certains encore de prévenir toutes les fraudes si, au lieu de donner directement les secours aux employés malades, vous nous autorisiez à traiter avec les établissements thermaux, comme le fait l'administration de la guerre pour ses blessés, comme le font plusieurs villes pour les malades de leurs hôpitaux et plusieurs compagnies de chemin de fer pour leurs employés; cela nous serait d'autant plus commode qu'un assez grand nombre de sources importantes se trouvent situées à proximité de notre réseau.

Accidents et Blessures.

Les accidents et les blessures qui sont produits sur un chemin de fer, par force majeure ou par le fait de son exploitation, se divisent mutuellement en deux catégories, suivant que les victimes sont des voyageurs ou des employés; car, si la Compagnie doit veiller avec le plus grand soin sur ses agents, elle doit redoubler encore de sollicitude lorsqu'il s'agit de la vie ou de la santé des voyageurs qui se confient à elle; et c'est dans l'intérêt de leur sureté que les mesures de précaution les plus minutieuses doivent surtout être prises.

Voyageurs. — Malgré la plus active surveillance on ne peut pas toujours parvenir à empêcher les voyageurs de commettre des imprudences, telles que de mettre la tête hors de la portière ou de descendre de voiture pendant qu'un train est en marche, il serait donc souverainement injuste d'attribuer à l'exploitation les blessures que certains d'entre eux (Tableau VII) ont pu recevoir dans de semblables circonstances. En réalité, il n'y a donc eu que 8 voyageurs blessés par le fait de la Compagnie, en voici comment : 1 par suite de rupture d'un marche-pied, 2 seulement par suite de choc ou de fausse manœuvre sur le rail-way et 5 en dehors de la voie ferrée, par suite d'accidents arrivés à des voitures omnibus de la compagnie, traînées par des chevaux. Ainsi dans le cours d'une année, pendant laquelle 5.287.262 voyageurs ont été transportés sur les rails de la Compagnie, deux seulement ont, à vrai dire, été blessés et si légèrement qu'aucun deux n'a été forcé d'interrompre son voyage (1 bouvier blessé à Méronde le 26 Février est reparti le soir même pour Paris et a assisté le lendemain au marché de Sceaux ; 1 militaire blessé à Angers le 6 Mai est allé jusqu'à Nantes où le Médecin de la Compagnie lui a appliqué un pansement). Et par contre, sur le nombre relativement minime de ces mêmes voyageurs qui sont montés dans des voitures traînées par des chevaux, 5, c'est-à-dire plus du double, ont reçu des blessures ou des contusions. Ce simple rapprochement n'est-il pas une nouvelle preuve, qui vient s'ajouter à celles consignées dans l'enquête du Ministère des travaux publics, pour démontrer combien la sécurité des voyageurs est plus grande en chemin de fer que par toute autre voie de transport ? Et encore sommes-nous loin d'avoir le chiffre réel des accidents arrivés aux voitures qui correspondent avec le Chemin de fer, car le plus grand nombre de ces voitures appartiennent à des administrations tout-à-fait indépendantes qui n'ont aucune relation avec le service médical de la Compagnie.

Agents de la Compagnie. — Les blessures reçues par le personnel de la Compagnie forment un total qui, au premier abord, semble effrayant, mais qui s'explique tout naturellement quand on sait en quoi consistent ces blessures et de quelle manière elles sont reçues. Elles sont au nombre de 1.838 dont 751 affectent les employés du matériel et de la traction (tableau N° 11). Il y en a eu 1.507 de légères, consistant le plus souvent en de simples contusions, des écorchures, des plaies des doigts, des écrasements d'orteils ; quelques unes ont été reçues en dehors du service ; mais pour la plupart elles résultent ou du maniement des colis par les hommes d'équipe et les chargeurs, ou des travaux d'atelier et de terrassement. Elles sont surtout fréquentes quand augmente l'activité du mouvement des marchandises, parce qu'alors le nombre des chargeurs habitués au maniement des colis devenant insuffisant il faut enrôler des auxiliaires maladroits et inexpérimentés. Nous ne doutons pas qu'un grand nombre de ces blessures, et des plus graves, seraient facilement évitées si les mesures de précaution prescrites par les règlements étaient plus rigoureusement observées et si, par exemple, on pouvait faire perdre aux hommes d'équipe l'habitude de prendre leur point d'appui sur le tampon pour manœuvrer les wagons.

Les blessures ayant entraîné la mort sont au nombre de 4. (Tableau VI) dont deux provenant d'accidents survenus en dehors de la voie-ferrée et à des voitures traînées par des chevaux. Outre ces deux cas de mort, plusieurs autres employés ont été blessés par le fait des chevaux, nous n'en avons pas le nombre exact parce que les camionneurs, cochers et palefreniers ont été comptés, dans nos relevés, parmi les facteurs ou les hommes d'équipe mais nous leur consacrerons à l'avenir une colonne spéciale.

Les 11 employés qui ont été écrasés par des trains en circulation ont été, on ne peut le nier, victimes de leur imprudence ou de leur inobservation des règlements, nous en dirons autant du garde-frein qui courait sur le toit des voitures de son train pendant qu'il était en marche et qui a eu la tête brisée par le tablier d'un pont (Tableau VI).

Étrangers — Nous devons aussi mentionner, mais à part, les accidents dont ont été victimes certaines personnes étrangères au personnel de la Compagnie et qui ne peuvent être classées parmi les voyageurs. Par exemple les individus qui se sont imprudemment engagés sur la voie et qui ont été écrasés par des trains en circulation (Tableau VI). Nous rangeons aussi dans cette catégorie l'employé des postes qui a été tué le 23 Décembre près de St Maure, par suite d'un déraillement. Il y a, en effet, une différence énorme entre le voyageur commodément assis dans son compartiment et l'employé des postes qui reste constamment debout ou appuyé à un siège sans dossier, susceptible de vaciller au moindre choc. Celui qui est mort a eu le crâne brisé par suite de la rupture d'un essieu, ce qui ne serait probablement pas arrivé s'il n'avait pas eu la malencontreuse idée de s'étendre sur le parquet de son bureau ambulant aussitôt qu'il a senti la secousse du déraillement.

Les Boîtes de secours que la C.ie d'Orléans a été la première à établir en 1842 d'après les indications fournies par M. le Docteur Bisson, sur la demande de M. le Directeur d'alors, et qui sont maintenant imposées à toutes les Compagnies par un règlement d'administration publique, ont été de notre part l'objet d'une attention toute spéciale. Nous avons veillé à ce qu'elles ne fussent jamais démunies et nous les avons inspectées avec soin; dans chacune de nos tournées, en nous empressant de faire remplacer les objets qui avaient été employés ou qui s'étaient avariés. Nous avons de plus, après nous être concertés avec M. le Chef de l'Exploitation, fait ajouter aux objets réglementaires contenus dans chacune de ces boîtes un flacon de perchlorure de fer, médicament précieux pour arrêter les hémorrhagies et dont l'emploi marque un progrès nouveau dans la science. Il est possible que plus tard l'administration supérieure ordonne l'introduction de cette substance dans les boîtes de secours et pour cela, comme pour l'installation de ces mêmes boîtes, la Compagnie d'Orléans aura encore donné l'exemple et devancé la mesure.

Personnel Médical.

Quoique nous n'ayons eu aucune épidémie meurtrière ni aucune catastrophe à déplorer cette année, les médecins de la Compagnie n'ont pas manqué pour cela d'occasions de montrer le zèle et le dévouement qui leur sont habituels. Nous avons eu à soigner 10,350 cas de maladie qui répartis entre la totalité des médecins font une moyenne de plus de 150 malades pour chacun d'eux. De plus, quoique le règlement n'impose pas l'obligation de soigner les familles des employés, nous savons que ces familles, quand elles sont nécessiteuses, sont traitées avec le plus grand empressement par les médecins de la compagnie. Nous avions l'intention de vous donner le chiffre des parents d'employés qui ont ainsi été gratuitement soignés dans leurs maladies, mais les médecins de la Compagnie ne dressent pas la liste de leurs bonnes œuvres, de leurs actes d'abnégation ou de dévouement et oublieux du bien qu'ils ont fait, ils n'ont pu répondre qu'approximativement quand nous leur avons demandé des renseignements sur ce sujet. Cependant nous ne voulons pas que le bien fait par nos confrères en silence et dans l'ombre reste tout à fait ignoré et nous avons considéré comme un devoir pour nous de le signaler à votre attention ainsi qu'à celle de Messieurs les membres du Conseil.

Le nombre des malades à soigner s'est trouvé inégalement réparti entre les divers médecins mais le labeur de chacun ne doit pas être apprécié seulement d'après le nombre de malades qu'il a été appelé à traiter. Ainsi dans certaines circonscriptions situées à la périphérie du réseau, où il ne circule que deux ou trois trains par jour, où les stations sont fort éloignées les unes des autres, quoique le personnel soit peu nombreux, comme il est très disséminé, le médecin tout en ne visitant que quelques malades est exposé à plus de fatigues et plus de perte de temps que s'il avait à voir un nombre de malades trois fois plus élevé mais dans des conditions plus avantageuses. Si d'une façon générale, on doit s'abstenir de déranger le médecin sans nécessité on comprend qu'il y a lieu d'y mettre plus de réserve et de discrétion encore dans les circonscriptions peu favorisées dont nous nous occupons. Dans notre dernier rapport, nous avions eu occasion de nous plaindre des exigences de certains chefs de section, ou même de district, qui abusaient trop facilement du médecin et le déplaçaient sans nécessité absolue. Nous devons remercier aujourd'hui M. l'Ingénieur en chef de la voie de ce qu'il a bien voulu tenir compte de nos observations à ce sujet et faire cesser de tels abus dès qu'ils ont été portés à sa connaissance; aussi cette année sur tous les points du réseau, le service s'est-il fait avec une régularité parfaite et une entente que nous sommes heureux de constater. Sur une seule circonscription nous avons vu surgir quelques difficultés qui étaient aussi indépendantes du service médical que de celui de la voie. C'est entre Nérondes et le Guétin; le médecin se plaignant justement de ce qu'on le dérangeait pour des malades qui pouvaient venir à sa consultation, M. l'Ingénieur en Chef se plaignant avec non moins de justice de ne pouvoir envoyer ces malades à Nevers puisqu'il fallait les faire voyager en payant leur place, sur un chemin de fer appartenant à une autre Compagnie. Dans ces circonstances tout exceptionnelles, le conseil a décidé que tout en conservant, pour la gare du Guétin, un médecin honorable qui lui est attaché depuis longues années et dont le dévouement est au dessus de tout éloge, la Compagnie créerait une nouvelle circonscription étendue de Bengy au Guétin et ayant son centre à la Guerche. A la suite de cette décision du Conseil nous avons vu, avec la plus grande satisfaction, un confrère estimé M. le Docteur Ronce entrer dans le personnel médical de la Compagnie.

Nous avons tenu, M. le Directeur, à vous présenter un compte rendu aussi exact que possible de l'ensemble du service médical de la Compagnie pendant l'année écoulée; nous avons tâché de faire la part de chacun tout en rendant justice à tous, et nous nous estimerions heureux si ce travail était aussi favorablement accueilli que ceux des années précédentes. Quant aux propositions particulières concernant les médecins de la Compagnie, nous croyons ne pas devoir les formuler ici de nouveau, puisque nous vous les avons présentées et dans des rapports spéciaux et à l'occasion du budget.

Nous ne terminerons pas sans vous remercier, sans remercier le Conseil des nouvelles preuves de confiance et de sympathie que nous avons reçues l'un et l'autre pendant l'année qui vient de s'écouler et qui nous ont inspiré la plus profonde reconnaissance.

Veuillez agréer, Monsieur le Directeur, l'expression de nos sentiments les plus dévoués.

Binet
Médecin Principal honoraire
en consultant.

C. Gallard
Médecin Principal.

Paris, le 31 Janvier 1860.

Tableau I.

Rapport entre le nombre total des agents de chaque service — Le nombre des malades — Et le nombre des morts.

	Agents de chaque service	Malades par service	Morts. par Maladie	Morts. par Accident	Morts. Total	Proportion % des malades au nombre total d'employés.	Proportion % des morts par maladie au nombre de malades.	Proportion % de la totalité des morts au nombre total d'employés.
						%	%	%
Employés	1.798	1.085	11	1	12	60.34	1.01	0.66
Conducteurs et garde freins	527	571		1	1	108.34		0.19
Facteurs et camionneurs	786	680	4	1	5	86.51	0.59	0.63
Hommes d'équipe et chargeurs { 1° Réguliers _____ 1.809 2° Auxiliaires (nombre variable et évalué approximativement à _ 1.000)	2.800	2.306	5	4	9	82.35	0.22	0.32
Poseurs et Terrassiers { 1° Réguliers _____ 1.403 2° Auxiliaires (nombre variable et évalué approximativement à _ 600)	2.000	1.006	6	8	14	50.30	0.59	0.70
Garde-barrières et aiguilleurs	2.131	1.086	10	2	12	50.96	0.92	0.56
Mécaniciens et Chauffeurs	623	675				108.34		
Ouvriers de l'entretien	447	816	19	3	22	182.55	0.53	0.89
Ouvriers des ateliers	1.385	2.096				151.33		
Totaux et Moyennes	12.497	10.321	55	20	75	82.59	0.53	0.60

Tableau II.   État sanitaire du personnel de la | Compagnie pendant l'Exercice 1859.

Désignation des Maladies	Nombre de Malades par Trimestre				Répartition des								Malades			Total des jours d'absence des employés par maladie	Moyenne des jours d'absence par maladie	Nombre de morts	Fonctions des Employés morts	Observations
	1er	2me	3me	4me	Employés	Conducteurs	Facteurs					Total	Guéris							
Angines et Bronchites	440	254	146	315	159	109	117	303	106	140	76	67	85	.	1 193	4 732	3,13	.		1° Les agents du matériel sont de la Traction …
Pneumonie et Pleurésie	40	35	41	49	5	6	13	34	13	18	5	51	43	.	195	3 804	19,81	5		…
Tubercules pulmonaires	34	17	14	10	10	3	8	5	1	15	2	13	18	.	81	2 151	26,55	23		Sans le tableau.
Dyspepsie et diarrhée	178	232	284	199	188	50	60	173	57	72	73	67	12	.	893	4 348	5,48	.		…
Dysenterie	123	124	250	107	60	11	11	64	33	34	29	73	341	.	664	7 326	11,03	.	167° …	…
Affections des voies digestives	150	127	237	141	50	50	77	202	70	43	20	39	11	.	561	3 407	4,70	.		…
Hernie	22	7	9	11	2	1	7	17	4	1	5	7	7	.	46	84	1,81	.		…
Maladie du cœur	12	10	9	10	4	3	2	11	2	10	3	4	2	.	41	885	21,53	8	…	3° …
… des artères des veines	17	10	9	15	12	3	3	12	1	6	2	5	10	.	37	391	8,80	1	…	…
… du système nerveux	54	40	38	30	38	8	14	42	17	53	6	6	3	.	108	934	8,55	3	…	…
… de la peau	77	54	111	64	34	13	13	44	13	24	47	14	77	.	300	1 406	4,22	.	…	…
… organiques. Cancer &c.	10	4	5	4	4	.	1	3	5	1	4	.	4	.	20	373	19,60	4	…	…
… reins et vessie	15	18	10	9	13	4	1	12	1	2	5	1	13	.	547	10,32	.	1	…	…
des organes … organes masculins	12	6	7	5	10	3	2	4	.	1	2	.	.	.	30	179	5,87	.		
… et féminins	11	4	8	7	.	.	4	.	.	35	.	.	.	.	35	478	13,47	.		
Ophtalmie	107	89	73	74	73	22	21	49	34	16	25	49	60	.	343	2 511	7,32	.		
Phlegmons et abcès	178	131	173	212	61	41	55	202	61	45	30	15	244	.	744	5 810	7,81	.		
Rhumatisme	163	150	154	191	96	27	36	90	71	50	80	99	104	.	604	3 181	7,30	.		
Courbatures et fatigues	257	204	302	237	97	60	58	233	64	52	52	104	395	.	1 045	4 046	3,74	.		
Blessures légères	392	283	352	380	42	03	102	462	185	45	139	144	336	17	1 507	11 375	7,54	2	…	…
Blessures graves	64	60	60	70	6	25	11	57	23	10	12	17	84	9	254	4 731	18,70	28	…	…
Fractures et Luxations	25	18	11	23	1	7	4	23	15	6	7	2	11	1	77	2 487	32,30	.		
Fièvres continues et typhoïdes	31	30	61	41	16	9	10	33	24	37	11	.	3	.	153	3 169	20,07	.		
Fièvres simples	13	15	13	12	10	2	3	14	4	4	2	1	.	.	53	404	3,75	.		
Fièvres intermittentes	111	108	484	284	128	51	58	174	216	332	28	30	50	.	1 047	6 703	3,20	.		
Totaux	2 556	2 137	2 964	2 686	1 185	571	680	2 300	1 196	1 086	675	816	2096	20	10 360	78 747	7,53	83	.	

Tableau III.

Comparaison entre le nombre total des malades fournis par les deux exercices 1858 et 1859.

1858.	Nombre total des malades (non compris les agents de la Traction et des ateliers, résidant à Paris et à Tours)			6.847
	Nombre total des malades de tous les services		10.350	
	(Pour comparer les deux exercices, il y a lieu d'éliminer de l'Exercice 1859 les chiffres ci-dessous:)			
1859. À déduire	1º Individus étrangers à la Compagnie	29		
	2º Malades fournis par les ateliers et la Traction de Paris et de Tours	3.022		
	3º Malades provenant des lignes nouvellement ouvertes	469		
	Ensemble	3.520	3.520	
	Reste pour les agents des autres services, (nombre fourni avec les mêmes éléments que le total de 1858)		6.830	6.830
	Diminution réelle au profit de l'exercice 1859			17

Tableau IV.

Comparaison entre la durée des Maladies pendant les deux exercices 1858 et 1859.

	Nombre de malades.	Nombre de jours d'absention de travail.	Moyenne	Nombre de malades.	Nombre de jours d'absention de travail.	Moyenne
1858. Non compris les ateliers et la traction de Paris et de Tours				6 847	42.123	6,j 15 par malade
1859.	10 321	78.746	7,j 63 par malade			
(Pour comparer les deux exercices, il y a lieu d'éliminer de l'exercice 1859 les chiffres ci dessous :)						
À déduire { le nombre des malades N° fournis par les ateliers et la traction de Paris à Tours	3 022	30.794	10,j 19			....
Il reste pour les malades fournis par les autres services	7.299	47 952	6,57	7 299	47 952	6,57
						....
Augmentation en 1859				452	5.829	0,42

Tableau V.

Mortalité par maladie.

	Nombre de malades.	Nombre de morts.	Proportion p %		Nombre de malades.	Nombre de morts	Proportion p %.
1858. (non compris les ateliers et la traction de Paris et Tours.)					6 847	36	0,5257 %
1859	10 321	55	0,53 %				
(Pour comparer les deux exercices, il y a lieu d'éliminer de l'exercice 1859 les chiffres ci-dessous :)							
A déduire { Pour la traction et les ateliers de Paris à Tours	3 022	19	0,63				
Il reste pour les agents des autres services (nombre formé avec les mêmes éléments que le total de 1858)	7 299	36	0,49		7 299	36	0,49
Différence en faveur de 1859					"	"	0,03
(même nombre de morts avec une augmentation absolue de 452 dans le nombre des malades).							

Tableau VI. *Mortalité par suite d'accidents et blessures.*

(Nombre total 30)

	Nombre
## Individus étrangers au service de la Cie	
1 Voyageur militaire, tué en mettant la tête à la portière pendant que le train était en marche; crâne fracturé contre la pile d'un pont (Ancenis 3 Avril)	1
1 Employé des postes, tué par suite d'un déraillement (St Marne 23 Decembre)	1
2 Enfants de garde écrasés par des trains en marche	2
6 Individus stationnant sur la voie ou dans les gares. { 1 Faucheur — d°	1
1 Gendarme — d°	1
1 Voiturier — d°	1
1 Employé d'un expéditeur écrasé par un bloc de pierre détaché d'une grue sous laquelle il s'était imprudemment placé (25 septembre)	1
## Agents de la Compagnie.	
3 blués à la suite d'une chûte d'un train en marche { 1 Graisseur de roues (Toury 13 Janvier)	1
1 Mécanicien (Orleans 9 Février)	1
1 Garde-frein (la Guerche) courant sur le toit des voitures et a eu la tête fracassée en passant sous un pont	1
11 Écrasés et morts sur le Coup. { 6 Poseurs tués par des trains en marche	6
2 Gardes — d°	2
1 Mécanicien — d° — (Bordeaux 11 Juin)	1
1 Horloger — d° — (Epanvillers 31 octobre)	1
1 Lampiste (Limoges) pressé entre deux tampons pour avoir voulu commencer son service avant que les manœuvres de garage du train ne fussent terminées	1
A Reporter —	22

Tableau VI. suite.

	Nombre.
Report	22
3 blessés grievement 1 Poseur, fracture de jambe (Amputation)	1
en service et morts 1 Homme d'équipe, contusion violente de la poitrine	1
Des suites de leurs blessures 1 Contrôleur, écrasement de pied et fractures des côtes	1
2 blessés légèrement 1 Garde-ligne – Ecrasement de la main	1
et morts du tétanos 1 Homme d'équipe – Ecrasement du pouce	1
2 tués par suite d'accidents 1 Conducteur d'Omnibus (Paris 12 Juillet)	1
provenant du fait des chevaux 1 Homme d'Equipe (Gare d'Ivry 31 Mars)	1
1 Chef poseur tué par suite d'un accident survenu au dehors de son service (coup de fusil reçu à la chasse)	1
Total des Morts	**30**

Tableau VII.

Voyageurs blessés.

	Nombre
Nombre de voyageurs transportés en 1859 — 5.287.262.	

10 blessés par suite de leur imprudence.
- 2 pour avoir mis la tête hors de la portière pendant que les trains étaient en marche, ont été heurtés contre les piles d'un pont (l'un d'eux est mort, Tableau 6) — **2**
- 8 pour avoir voulu descendre de voiture pendant que les trains étaient en marche (ces 8 blessures ont été légères) — **8**

3 blessés seulement par le fait de la Cⁱᵉ
- 1 s'est fracturé la jambe en descendant d'une voiture pour monter dans une autre, dans une gare, le train étant arrêté — **1**
- 1 s'est excorié très légèrement la jambe, par suite de la rupture d'un marchepied, sous le poids de son corps, au moment où il montait en voiture — **1**
- 2 seulement ont été blessés très légèrement par suite de chocs ou de fausses manœuvres (1 à Mérondes, 1 à Angers) — **2**

Blessures provenant des voitures traînées par des chevaux.
- 5 ont reçu des blessures légères et des contusions par suite d'accidents survenus à des voitures de la Compⁱᵉ traînées par des chevaux — **5**

Total	19
1 employé des postes tué (Tableau 6)	1
	20

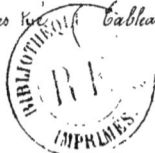

De plus, 4 voyageurs ont été trouvés morts dans des voitures de la Compagnie ou dans des gares, mais leur mort était tout-à-fait naturelle et due, non pas à des accidents, mais à des maladies telles, qu'apoplexie cérébrale, rupture du cœur, ou d'un anévrysme, &ᶜᵃ.